COMMENT ON DÉFEND

SES

ENFANTS

LA LUTTE CONTRE LEURS MALADIES

PAR LE

Dr GEORGES PETIT

Membre du Conseil d'administration de la Société protectrice de l'Enfance
Membre du Comité médical de l'Œuvre des Enfants tuberculeux
Médecin du Dispensaire des hôpitaux d'Ormesson et de Villiers-s-Marne
Rédacteur en chef de « la Tuberculose infantile »
Professeur libre à l'Ecole pratique de la Faculté de médecine de Paris
Censeur de l'Ecole dentaire française
Professeur de l' « Union des Femmes de France »,
Secrétaire général de la Société contre l'abus du tabac
etc., etc.

Prix : Un franc

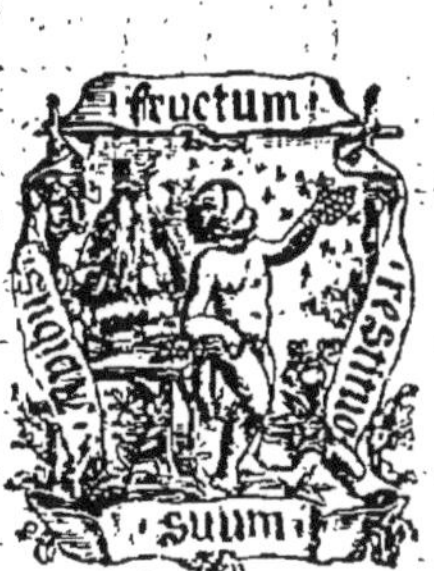

PARIS

SOCIÉTÉ D'ÉDITIONS SCIENTIFIQUES

4, RUE ANTOINE-DUBOIS, 4

PLACE DE L'ÉCOLE DE MÉDECINE

le 18 août 1800

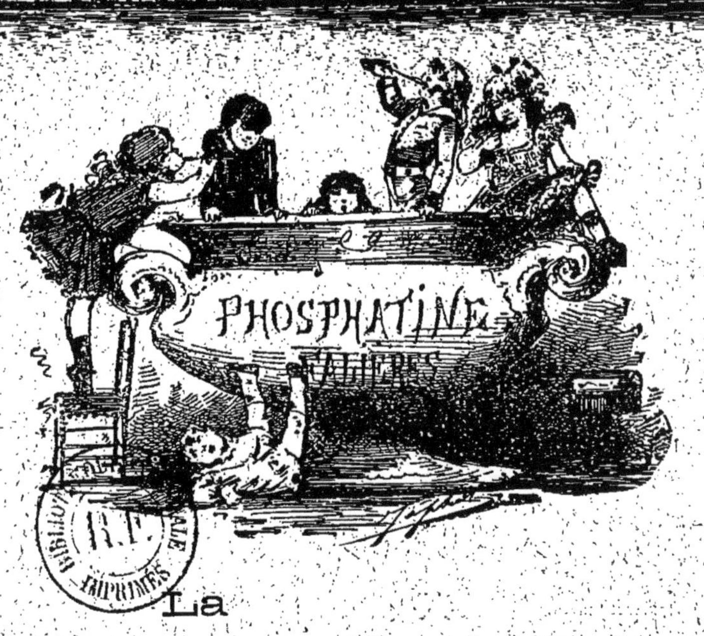

La

Phosphatine Falières

est l'aliment le plus agréable

et le plus recommandé

pour les enfants dès l'âge de 6 à 7 mois,

surtout au moment du sevrage

et pendant la période de croissance,

Il facilite la Dentition,
Assure la Bonne formation des Os

PARIS, 6, Avenue Victoria, 6, PARIS

ET PHARMACIES

COMMENT ON DÉFEND

SES ENFANTS

(La Lutte contre leurs Maladies)

DU MÊME AUTEUR

Guide des travaux pratiques de chimie................ (2 vol.)
De l'intervention chirurgicale dans les fractures   (1 vol.)
Memento d'hygiène (*épuisé*)......................... (1 vol.)
Abrégé de Physique et de Chimie physiologiques   (1 vol.)
Manuel prépar^re aux examens de chirug^n-dentiste   (1 vol.)
Physiologie .... (1 vol.)
L'érosion dentaire et la tuberculose...... ...... (1 vol.)
Manuel d'anatomie humaine (*sous presse*)....... (1 vol.)
Pour nos enfants (*ouvrage couronné par la So-
    ciété d'Encouragement au bien*)............... (1 vol.)

COMMENT ON DÉFEND

SES

ENFANTS

LA LUTTE CONTRE LEURS MALADIES

PAR LE

Dr GEORGES PETIT

Membre du Conseil d'administration de la Société protectrice de l'Enfance
Membre du Comite médical de l'Œuvre des Enfants tuberculeux
Médecin du Dispensaire des hôpitaux d'Ormesson et de Villiers-s-Marne
Rédacteur en chef de « la Tuberculose infantile »
Professeur libre à l'Ecole pratique de la Faculté de médecine de Paris
Censeur de l'Ecole dentaire française
Professeur de l' « Union des Femmes de France »,
Secrétaire général de la Société contre l'abus du tabac
etc., etc.

Prix : Un franc

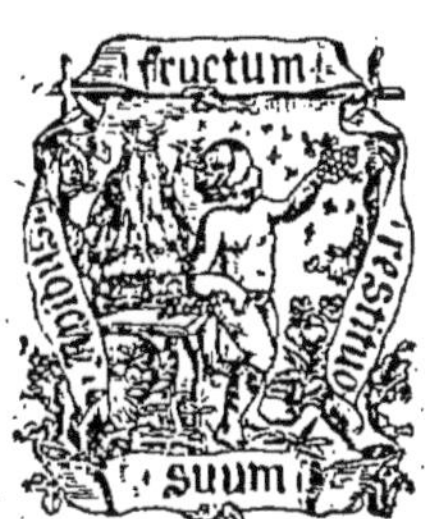

PARIS

SOCIÉTÉ D'ÉDITIONS SCIENTIFIQUES

4, RUE ANTOINE-DUBOIS, 4
PLACE DE L'ÉCOLE DE MÉDECINE

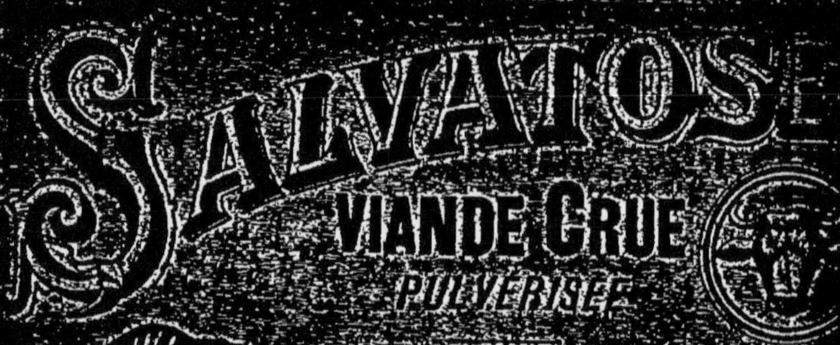

SALVATOSE
VIANDE CRUE
PULVÉRISÉE

Produit Alimentaire
et Suralimentaire

La SALVATOSE
POUVOIR NUTRITIF CONSIDÉRABLE
CONSERVATION INDÉFINIE — GOÛT AGRÉABLE
ASSIMILATION RAPIDE
TUBERCULOSE
NEURASTHÉNIE
NEVROSES
AFFECTIONS D'ESTOMAC
CONVALESCENCES
DÉBILITÉ GÉNÉRALE

AVANT-PROPOS

Le succès obtenu, dans le grand public, par les « *Comment on défend* » et aussi par notre ouvrage intitulé « *Pour nos enfants ; conseils d'hygiène physique et morale* », ouvrage couronné par la Société d'encouragement au Bien, nous autorise à livrer la brochure présente, qui complète, en quelque sorte, ce que nous avons déjà dit sur ce sujet si passionnant.

Les idées que nous publions ici, ont été déjà répandues par nous à profusion dans notre cours d'hygiène et dans les conférences faites au nom de la ligue contre la tuberculose, à la mairie du VI° arrondissement.

Nous nous bornerons à tracer quelques grandes lignes, qui ont pour but d'apprendre à chacun ce que tout le monde doit savoir.

La plupart des maladies contagieuses sont, *évitables* : telle est l'idée fondamentale qui nous a dicté ces quelques pages.

« Parmi les ennemis qui menacent et compromettent la vie, citons : dès l'enfance et dans le premier âge, le manque de soins donnés aux nourrissons et particulièrement leur alimentation souvent défectueuse ; pendant l'enfance, la vie enfermée, une alimentation et une aération insuffisantes, l'excès de] travail ; pendant l'adolescence et l'âge adulte, les excès de tout genre, l'excès ou l'insuffisance de nourriture, l'abus de l'alcool, du tabac, les empoisonnements professionnels, les passions et par-dessus tout, pendant le cours de l'existence, les maladies accidentelles, dont beaucoup sont transmissibles de l'homme à l'homme ou des animaux à l'homme, maladies dont les germes sont répandus à profusion autour de nous, mais dont nous pouvons éviter les atteintes ou les fâcheux effets. » (P. BOULOUMIÉ).

Les principales maladies évitables sont dues à l'incurie, à la malpropreté et aux vices.

Dans cet opuscule, nous ne nous occuperons que de l'enfant ; notre situation de médecin du dispensaire des enfants tuberculeux (hôpital d'Ormesson), nous donne une autorité particulière pour traiter ce sujet, car c'est sur des milliers d'observations que nous avons établi nos opinions.

D'ailleurs, parler au nom de l'enfant, n'est-ce pas s'adresser à tous ?.... Car l'enfant c'est le rêve du foyer dont il fait connaître les douces joies, et alors le bonheur de l'existence à deux en doublant les plaisirs, rend les maux plus supportables.

Monseigneur Dupanloup disait : « L'enfant est à la fois la joie du présent et l'espérance de l'avenir ».

Cette brochure comporte trois grandes idées qui sont autant de chapitres :

I. Les dangers qui menacent l'enfant.
II. Les maladies évitables.
III. Comment on protège l'enfant.

Nous livrons aujourd'hui cette brochure au public, puisse-t-elle contribuer à répandre quelques-unes des saines notions de l'*hygiène prophylactique*, et apporter sa modeste part au grand problème social, l'*écono-mie de la vie.*

Nous avons voulu faire bien, souhaitons d'avoir réussi.

G. P.

COMMENT ON DÉFEND
SES ENFANTS
La Lutte contre leurs Maladies

I

LES DANGERS QUI MENACENT LE NOUVEAU-NÉ.

L'allaitement. — L'allaitement comprend quatre modes :

1º Allaitement maternel ;

2º Allaitement par une nourrice ;

3º Allaitement artificiel ;

4º Allaitement mixte.

Sur le chapitre de l'allaitement, les phrases sont devenues inutiles, car chacun sait que le lait de la mère appartient à son enfant, et il n'est pas besoin de longs discours pour le prouver. Cependant il n'est pas jusqu'à J.-J. Rousseau qui n'ait abordé ce sujet, et qui faisant l'éloge de l'allaitement maternel, après avoir jeté ses propres enfants aux enfants trouvés, ressemble fort à un athée parlant des beautés de la religion.

La mère doit nourrir parceque c'est son devoir. « Quand on parle du devoir, il ne s'agit pas de jeter en l'air quelques grands mots, de faire du sentiment à perte de vue ; mettons les points sur les i ; il faut de l'argent pour élever le petit enfant : il faut de la santé » (Massé). Si la mère doit nourrir, il existe, hélas, un grand nombre de cas dans lesquels elle ne peut pas le faire. Mais la mère doit toujours essayer ; le peu de lait qu'elle donnera à son enfant au début de la vie sera une chance de plus de survie pour le nouveau-né (1). Ce serait donc tomber dans l'exagération que de faire de l'allaitement une obligation sans exception, et il faut se rappeler que par le lait, la mère peut transmettre à son enfant certaines prédispositions morbides, voir même certains états pathologiques, qui sont autant de contre-indications à l'allaitement maternel.

Comme nous ne pouvons pas avoir la prétention de traiter, en ces quelques pages, un sujet si complexe, nous nous contenterons de poser ici les principales règles, que toute mère doit connaître, et qui régissent l'application rationnelle des différents modes d'allaitement : certes ce ne sont là que des règles générales qui ne peuvent trouver systématiquement leur application à tous les cas, mais qui correspondent à la majorité des faits. Seul le médecin peut, par l'observation des faits secondaires, juger de l'opportunité de certaines modifications.

(1) La *pepto-maltine Virey* facilite la sécrétion lactée et peut même la déterminer.

La mortalité des enfants élevés au biberon atteint 30 pour 100, et elle s'élève à 50, 60 et 80 pour 100 chez ceux qui sont enmenés en nourrice, elle ne dépasse pas 15 pour 100 et elle s'abaisse à 10 et même à 5 pour 100 chez les enfants allaités par leur mère.

Les contre-indications de l'allaitement sont basées sur l'âge de la mère, sa constitution, sa santé, sa situation sociale, l'état de ses seins. Il peut également être contre-indiqué par certains vices de conformation de l'enfant, tels que le bec de lièvre, la brièveté du frein de la langue, une tumeur du plancher de la bouche, une paralysie, etc...

La question si souvent posée dans les familles, de savoir si une femme sera ou ne sera pas bonne nourrice, ne saurait être traitée ici, elle relève d'une façon trop complexe de la compétence médicale, et ce serait dépasser notre but que l'exposer ici. Il serait de même de l'hygiène de la mère avant et pendant l'allaitement.

La tétée. — La première tétée aura lieu de cinq à huit heures après l'accouchement. L'enfant sera présenté alternativement aux deux seins. Le premier jour une tétée des deux seins ; le deuxième jour, deux tétées des deux seins ; le troisième jour, qui est celui de la montée du lait, trois tétées.

A partir du quatrième jour, M. Auvard recommande de régler les tétées de la façon suivante :

Premier semestre :

Les 3 premier mois { Le jour une tétée toutes les 2 h.
{ La nuit   —   —   3 h.
3 mois suivants { Le jour une tétée toutes les 4 h.
{ La nuit   —   —   6 h.

Second semestre :

Le jour une tétée toutes les trois heures, remplacer une ou deux tétées par une soupe. (Exemple = 8 heures du matin : tétée. — 11 heures : soupe. — 2 heures soir, tétée. — 5 heures, soupe. — 8 heures, tétée).

La nuit, une seule tétée qu'on peut arriver à supprimer.

Troisième semestre :

Le jour, une tétée toutes les trois heures ; en remplacer deux à trois par des aliments appropriés.

Supprimer la tétée de la nuit,

Au commencement la mère donnera le sein au lit en se penchant du côté où se fera la tétée ; dès qu'elle pourra, se lever elle se tiendra, pour nourrir, assise dans une chaise, le dos bien appuyé, et l'enfant sera couché dans ses bras, La durée normale d'une tétée est de un quart d'heure. Avant chaque tétée le mamelon sera lavé à l'aide d'un petit tampon de coton hydrophyle imbibé d'eau tiède ayant bouillie ; après la tétée, on ajoutera à l'eau un petit filet d'alcool.

On constate la valeur matérielle des tétées par le poids de l'enfant, qui doit croître mathématiquement ou par l'examen des excréta.

La pesée. — L'enfant doit être pesé nu ; à terme,

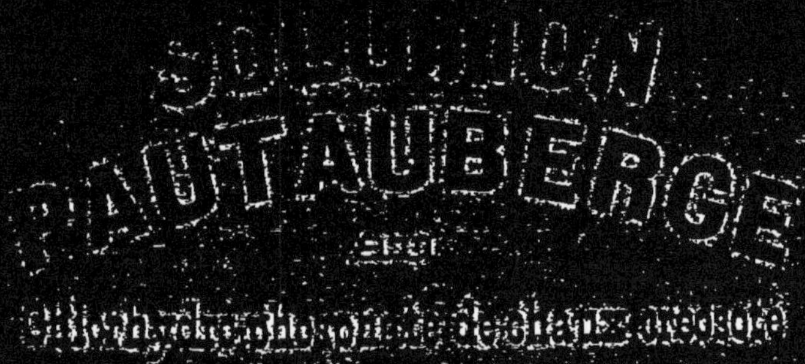
SOLUTION
PAUTAUBERGE
au
Chlorhydrophosphate de chaux créosoté

son poids moyen est de 3 kilos 250. Il faut être prévenu d'un signe que j'ai vu plusieurs fois jeter la terreur, c'est que dans les premiers jours, l'enfant perd de 100 à 200 grammes. Vers le septième jour il a repris son poid. Dans les premiers mois il augmente d'environ 25 à 30 grammes par jour.

Pour savoir si un enfant a pris assez de lait, on doit le peser après la tétée, et trouver une augmentation de 60 à 80 grammes, correspondant à la quantité de lait digéré.

Nous préférons, dans notre pratique, ces chiffres approximatifs, aux tableaux dits rationnels dans lesquels sont inscrits les chiffres d'augmentation de poids par jour, et qui ont le grand défaut, étant trop rigoureusement mathématiques, de ne pas répondre à la vérité dans la plupart des cas, et de semer l'inquiétude dans les familles,

Le biberon. — Le plus simple est le meilleur ; nous rejetons comme dangereux le biberon à tube.

Les différentes pièces qui composent le biberon seront démontables ; il est bon d'en avoir deux, de façon que l'un soit toujours prêt à fonctionner. Le biberon sera lavé et brossé dans de l'eau ayant bouillie et à laquelle on ajoutera soit du carbonate de soude, soit simplement un peu de sel de cuisine ; au moment de s'en servir il sera rincé à l'eau de Vichy.

Au début, il devra être d'une contenance de 100 grammes, puis à partir du quatrième mois, il faudra qu'il ait une contenance de 150 grammes.

Dans la première semaine on ne l'emplira qu'à moitié pour une tétée, soit 50 grammes.

Les tétées au biberon se règlent, pour le nombre, comme celles de l'allaitement au sein. — Le lait du biberon sera toujours bouilli, et donné à l'enfant à la température de 37°, — de plus il sera coupé d'eau bouillie dans les proportions suivantes : moitié pour le premier mois ; un tiers pour le second mois ; un quart pour le troisième. — Le lait coupé devra être additionné de sucre dans la proportion de 10 pour 100. Dans notre pratique, nous faisons ajouter une cuillerée à café de sucre en poudre pour un biberon de 100 grammes.

La nourrice. — Le choix d'une nourrice est chose fort difficile et qui demande une grande circonspection. — Voici les principales indications qui peuvent guider ce choix :

La nourrice doit être bien constituée, de physionomie avenante et posséder toutes ses dents ; les femmes brunes sont préférables à tous égards. — Il faudra toujours éliminer les nourrices dont les cicatrices vaccinales et profondes ainsi que celles dont le lobule de l'oreille présente au niveau des boucles d'oreilles, une longue déchirure, car ce sont là des indices de tempérament lymphatico-strumeux ; pour la même raison nous réformons toujours, quoiqu'en disent les commères, les nourrices dont la figure est parsemée de petites taches, dites taches de son, et celles dont les cheveux et les poils sont de couleur blond vénitien.

Les poumons et le cœur doivent être indemnes de toute lésion. — Le médecin devra toujours rechercher avec un soin jaloux dans les antécédents de la nourrice, la tuberculose, la syphilis et la folie. — Il ne faudra jamais oublier de démasquer l'alcoolisme.

Les seins doivent être glanduleux, la circulation veineuse autour du sein doit être très active; le mamelon doit être bien conformé, souple, se laisser tirer; on doit faire jaillir le lait. — L'examen du lait est très difficile, le mieux est d'examiner l'enfant de la nourrice.

Enfin l'enfant aura d'autant plus de chance de vie qu'il sera élevé plus près de la mère, c'est pourquoi la nourrice sur lieu sera toujours préférable à la nourrice à distance.

L'âge du lait de la nourrice devra se rapprocher autant que possible de l'âge de l'enfant.

La couveuse, — Les enfants prématurés sont ceux qui arrivent à la fin du 6e mois; ils sont en état de faiblesse congénitale, c'est-à-dire moins vivaces. — En 1854, Denucé inventa un appareil spécial pour les mettre; en 1880, Crédé présenta le même appareil en Allemagne, sous le nom du berceau incubateur, et la même année Tarnier, en France, inventa la couveuse.

La température doit y être de 30° à 32°; on y place les enfants emmaillotés. — Les résultats immédiats sont remarquables, autrefois, on ne sauvait pas un enfant, et voici, à titre de documents, les résultats donnés par la couveuse :

ENFANTS MIS EN COUVEUSE

Poids de l'enfant	mortalité
de 1000 à 1500 grammes	83 pour 100
1500 à 1800 grammes	36,5 »
2000 à 2500 grammes	11,3 »

Pour les enfants qui ne peuvent rien prendre Tarnier a inventé le gavage.

Le sevrage. — La durée moyenne de l'allaitement est de dix-huit mois. — A ce moment, environ, on procède au sevrage. — C'est une période critique qui demande une attention délicate, sinon cela deviendrait pour l'enfant une véritable commotion. — Le sevrage peut être brusque ou graduel, prématuré ou tardif, — cela dépend des conditions dans lesquelles se trouve le nourrisson. — En règle générale, on devra éviter de sevrer un enfant pendant les grandes chaleurs. — Pour dégouter l'enfant, on enduit le sein avec une solution d'aloès ou de gentiane; — mais cette petite manœuvre n'est pas toujours nécessaire. — Les seuls accidents que l'on peut observer pendant le sevrage, sont les troubles digestifs, qui ne doivent d'ailleurs pas exister quand le sevrage est bien et méthodiquement fait ; on a aussi parlé de troubles nerveux, mais leur existence est si

rare qu'elle peut être considérée comme problémati-
que.

Le sevrage sera toujours facilité par l'usage de la
phosphatine, des farines lactées et autres préparations dont l'emploi doit être laissé au choix du médecin, car s'il en existe de véritablement bonnes, il
faut se méfier de celles qui ne cachent qu'une ex-
ploitation commerciale.

Le lait maternisé rend aussi, à cette époque, de véritables services, il en est de même de la phosphatine.

L'ophtalmie. — L'ophtalmie des nouveaux nés
débute quelques jours après la naissance, c'est une
maladie grave, car elle peut entraîner la perte de
l'œil.— Maladie contagieuse par excellence, elle peut
être évitée, car elle reconnaît toujours pour cause, le
manque de soins, de propreté intimé de la mère, à
moins que celle-ci ne soit atteinte d'une affection
contagieuse ignorée ou dissimulée, mais qu'il importe de traiter pendant la grossesse.

Outre les soins préventifs de la mère, on peut, au
moment de la naissance, préserver les enfants de
cette terrible affection, qui fournit un tiers du con-
tingent des aveugles, en employant les petits procé-
dés suivants :

Lavage des yeux à l'eau boriquée bouillie, puis
instiller dans l'œil, deux gouttes d'une solution de
nitrate d'argent à un pour cent. On peut encore,
d'après le procédé de M. Maygrier, insuffler dans

l'œil, un peu de poudre d'iodoforme très finement pulvérisée.

Dans notre pratique, nous nous sommes toujours trouvés très bien d'un petit procédé beaucoup plus simple, qui consiste à faire couler dans l'œil du nouveau-né, quelques gouttes de jus de citron. Ce procédé employé maintenant à la Maternité de Paris, donne les meilleurs résultats.

La Gourme. — Vulgairement appelée *croûte de lait, teigne humide, pseudo-teigne, chapeau,* etc., scientifiquement désignée sous le nom d'impétigo, d'eczéma du cuir chevelu, la gourme qui fut pendant longtemps considérée comme une dérivation bienfaisante des humeurs, n'est plus maintenant, pour les gens éclairés, considérée que comme une conséquence de la malpropreté. Le vieux préjugé qui consistait à respecter cette calotte répugnante est, à de rares exceptions près, rejeté et remplacé par la saine notion de la plus élémentaire des propretés.

Cette affection se montre surtout chez les enfants strumeux, scrofuleux et lymphatiques, et peut entraîner des complications graves, nous en avons vu, hélas, de trop fréquents exemples dans notre service d'hôpital, où nous lui faisons une guerre acharnée.

Les complications les plus graves sont celles qui surviennent du côté des oreilles, des ganglions et des yeux.

Le traitement consiste à faire tomber les croûtes à l'aide de cataplasmes, puis à pratiquer des lavages avec une solution de sublimé faible et à enduire la tête le soir avec une pommade au glycerolé d'amidon, que l'on enlèvera le matin par un lavage.

Enfin l'intestin de l'enfant devra, pendant ce temps, être tenu libre, à l'aide de petits laxatifs, comme la mauve, ou par de petits lavements répétés.

La dentition. — L'éruption des dents de lait ou dents temporaires, commence vers six mois et se termine vers l'âge de trois ans. De trois à six ans, il y a une période de repos, la seconde dentition commençant à six ans environ.

Nous donnons ici le tableau d'apparition et de disparition des dents temporaires :

ORDRE DE SUCCESSION DES VINGT DENTS TEMPORAIRES	ÉRUPTION	CHUTE
Incisives centrales inférieures.	6ᵉ mois	6ᵉ année
— supérieures.	9ᵉ mois	7ᵉ année
Incisives latérales inférieures .	15ᵉ mois	8ᵉ année
— supérieures.	20ᵉ mois	
Premières molaires inférieures.	24ᵉ mois	10ᵉ année
— supérieures	26ᵉ mois	10 ans 1/2
Secondes molaires inférieures .	28ᵉ mois	11ᵉ année
— supérieures.	30ᵉ mois	11 ans 1/2
Canines inférieures............	du 30ᵉ au 33ᵉ mois	12ᵉ année
— supérieures.........		

La seconde dentition ou dentition permanente, commence vers la 5ᵉ année, par la première molaire inférieure dite dent de 7 ans, et se termine entre 18 et 25 ans, dans les cas normaux.

Nous avons dit dans « Pour nos enfants », toute l'importance qu'il fallait attacher à la dentition chez les enfants, nous n'y reviendrons pas ici, nous contentant d'ajouter que toute mère doit avoir présent à l'esprit, le tableau ci-dessus, et en référer au médecin toutes les fois qu'il y aura une irrégularité dans la marche de la première dentition.

La nécessité de l'hygiène dentaire est trop connue maintenant pour qu'il nous soit besoin d'insister sur ce point ; nous rappellerons pour mémoire, le danger des dents cariées, qui entravent le travail de la digestion, rendent l'haleine fétide et peuvent servir de porte d'entrée aux microbes, en particulier à celui de la tuberculose.

Le *Sirop du Dr Delabarre*, dit *Sirop de dentition* ou *Dentifrice des enfants*, a pour propriété incontestable de calmer et d'anéantir la démangeaison des gencives, connue sous le nom de *prurit de dentition*, dont l'influence est si pernicieuse.

II

LES MALADIES ÉVITABLES
LES MALADIES CONTAGIEUSES OU TRANSMISSIBLES

Les fièvres éruptives. — On appelle ainsi un groupe de maladies caractérisées par une éruption cutanée, s'accompagnant de fièvres. Toutes maladies de ce groupe (rougeole, scarlatine, variole), évoluent en une série de périodes à peu près semblables, ce sont l'incubation, l'invasion, l'éruption, la terminaison; toutes elles sont contagieuses et en général une première atteinte confère l'immunité, d'où cette grande règle de ne laisser aux contacts d'un malade atteint de fièvre éruptive que des personnes l'ayant eu autrefois.

Les fièvres éruptives sont plus fréquentes dans l'enfance et l'adolescence. La déclaration de ces maladies à l'autorité publique, a été rendue obligatoire par la loi du 30 novembre 1892, ainsi que pour toutes les maladies épidémiques.

La rougeole. — C'est surtout une maladie de l'enfance; cependant l'âge adulte ne confère aucune immunité, et si elle y est aussi rare, c'est qu'en général on a payé son tribut pendant l'enfance ou l'adolescence.

Cette affection est contagieuse dès le début qui s'annonce par le coryza, c'est même à ce moment qu'elle se communique le plus facilement, par les larmes, la mucosité, les crachats, les linges, les vêtements.

L'enfant devra garder la chambre quatre à cinq semaines environ, à partir du jour où a débuté l'éruption. Pendant la convalescence, le régime alimentaire sera des plus sévères. On pratiquera sur tout le corps de l'enfant, des ablutions avec une solution vinaigrée ou antiseptique ; le nez et la bouche seront nettoyés à l'eau boriquée ou phéniquée. Les cahiers qui auront servi au petit malade seront détruits. Les linges seront désinfectés à l'étuve.

L'écolier ne retournera à l'école, qu'après avoir pris plusieurs grands bains.

La rougeole entraîne souvent des complications pulmonaires, et peut être le point de départ de la tuberculose, c'est un fait que nous avons observé souvent dans notre pratique personnelle ; il importe donc de surveiller spécialement la convalescence et à cette époque, le changement d'air donne d'excellents résultats (1).

Les autres enfants seront écartés et l'appartement désinfecté.

(1) L'*Émulsion de Tolu Lebœuf* est un précieux antiseptique des poumons.

La Scarlatine. — Cette fièvre éruptive est plus fréquente chez les adolescents ; elle est en général épidémique. La contagion se fait surtout au début, par
l'angine qui précède l'éruption, et au moment de la
convalescence par les lambeaux de desquamation épi-
dermique.

Les germes morbides pénètrent par trois voies, les
poumons, la peau et le tube digestif.

Outre le contact direct, la contagion peut se faire
par des objets quelconques, ayant été en la posses-
sion du malade. A cet égard, les livres ont été assez souvent la cause du transport de la maladie. Des
lettres ont pu transmettre la maladie.

Depuis le début, la contagion est considérée comme
possible pendant six semaines, ce qui constitue la
limite du temps de l'isolement. Dans les écoles, on
licencie les élèves, en cas d'une épidémie de scarlatine, et le malade est écarté pour une période dont la
durée est de quarante jours.

Le contage scarlatineux est très tenace. Les malades atteints de scarlatine doivent être isolés jusqu'à
la fin de leur desquamation, et leurs vêtements seront soigneusement désinfectés.

Il importe d'éviter de soulever les poussières de la
chambre du malade, car elles contiennent les germes
de la maladie ; le balayage sera remplacé par l'essuyage
humide. Le corps du sujet devra être enduit d'une
solution grasse ; on donnera la préférence à la vase-
line boriquée. La bouche, le nez et les oreilles sont
lavés avec une solution phéniquée.

La variole. — La variole s'observe à tous les âges ; elle est contagieuse pendant toute sa durée, mais surtout pendant la période de suppuration, car le contage peut se faire non seulement par le contact direct, mais aussi par les linges et objets souillés par les produits de suppuration. Les débris épidermiques qui proviennent de la desquamation de la peau des malades après la suppuration, se répandent dans l'air et peuvent transmettre la maladie. La gravité de la maladie est due à la constitution de l'individu.

Plus fréquente dans l'enfance et la jeunesse elle confère l'immunité, par une première atteinte ; de même certains individus possèdent une immunité spéciale pour la variole. A ces règles il y a des exceptions : Louis XV mourut à soixante-quinze ans de la variole, et cependant il en avait eu une première atteinte dans son jeune âge.

Le poison variolique est contenu dans les pustules et les débris épidermiques. Peut-être se rencontre-t-il aussi dans le sang et les sécrétions ? Il peut se conserver pendant un temps très long ; c'est ainsi que des fosseyeurs ont contracté la variole en exhumant après quinze ans, des cadavres de varioleux.

La durée de l'isolement doit être de deux mois.

Le traitement prophylactique de la variole est la vaccine, découverte par le naturaliste Jenner en 1798. — Il est prudent de se faire revacciner tous les huit ou dix ans, surtout en temps d'épidémie ; les enfants doivent être vaccinés dans le cours des trois premiers mois, et dès la naissance en temps d'épidémie.

La variole fait encore en France plus de 10.000 victimes par an ; en Allemagne où la vaccination est obligatoire, cette maladie est maintenant inconnue.

L'entourage du malade devra être revacciné et les personnes qui approchent le variolé devront avoir un soin tout particulier de leurs mains, et éviter soigneusement d'y avoir des écorchures ; dans ce cas il faudrait les recouvrir d'un peu de collodion.

La fièvre typhoïde. — La fièvre typhoïde causée par le bacille d'Eberth, est une des maladies qui fait un des des plus grand nombre de victimes ; à Paris où elle rèrègne à l'état endémique, elle cause environ 8.000 décès par période de cinq années. — Dans cette maladie comme dans le choléra, l'eau d'alimentation semble jouer un rôle considérable, mais il ne faut pas tomber dans le défaut extrême qui conduit à n'admettre qu'une cause de la maladie, l'eau, et à rejeter l'idée de la contagion. — C'est là une grossière erreur, et il faut bien se pénétrer de cette idée que la fièvre typhoïde est contagieuse ; de nombreux exemples pourraient être cités à l'appui de cette opinion ; rappelons le cas de ce régiment qui, décimé par la fièvre typhoïde quitte la caserne dont l'eau est suspecte et se réfugie au loin dans un camp où la maladie continue ses ravages ; cependant les hommes ne consomment plus la même eau. Il existe des maisons où la fièvre typhoïde apparaît tous les ans dans les mêmes mois ; c'est que, à côté de l'eau souillée, il faut faire intervenir une foule d'autres causes dont les principales sont la jeunesse, l'encombrement, le défaut d'acclimatement, la malpropreté, les excès, la privation, etc.

La fièvre typhoïde étant une maladie fréquente et grave, il importe de prendre contre elle des mesures rigoureuses ; c'est pourquoi le comité consultatif d'hygiène de France a rédigé une instruction spéciale dont nous reproduirons le résumé.

La déclaration de la fièvre thyphoïde est obligatoire ; elle sera faite par le médecin à l'autorité publique.

Le malade doit être isolé ; il sera tenu dans un état constant de propreté. — Les personnes appelées à lui donnerdes soins pénètrent seules auprès de lui, et elles doivent s'astreindre aux règles suivantes : ne prendre aucune boisson ni aucune nourriture dans la chambre du malade ; ne jamais manger sans s'être lavé les mains avec du savon et une solution désinfectante.

La chambre du malade devra être aérée plusieurs fois par jour. — Les rideaux, tentures, tapis et tous meubles qui ne sont pas indispensables, seront enlevés. — Le lit doit être placé au milieu de la chambre ; ne jamais balayer le plancher, ni épousseter les meubles ou brosser les vêtements ou les tentures de la chambre, mais les nettoyer chaque jour avec un linge humide (eau phéniquée à 5 pour 100).

Les déjéctions du malade seront désinfectées avec une solution de sulfate de cuivre ; les cabinets d'aisance et les éviers seront lavés avec la même solution. — L'eau de javel, ou le chlorure de chaux peuvent remplacer le sulfate de cuivre.

Les linges de corps provenant du malade, souillés ou non, devront être bouillis pendant une demi-heure. — Les habits des malades et des garde malades seront passés à l'étuve à désinfection par la vapeur sous pression. — Il en sera de même de la literie. — A défaut d'étuve, on pourra désinfecter par l'acide sulfureux.

Les cadavres de typhiques doivent être le plus promptement possible placés dans un cercueil étanche, c'est-à-dire bien joint et bien clos et contenant une épaisseur de cinq à six centimètres de sciure de bois, de manière à empêcher la filtration des liquides. — Ils seront enterrés dans le plus bref délai possible.

En temps d'épidémie, on doit veiller avec un très grand soin à la pureté de l'eau potable, et ne boire que de l'eau bouillie. — Les filtres sont insuffisants et peuvent même devenir dangereux quand ils ne sont pas suffisamment nettoyés.

L'eau provenant des puits susceptibles d'être souillés est prohibée. Les boulangers ne doivent jamais, dans la fabrication du pain, se servir de l'eau de ces puits. — Sont interdits dans les cours d'eau le lavage des linges contaminés, ainsi que la projection de toute matière des déjections.

Après la terminaison de la maladie, les linges, vêtements et objets de literie sont transportés à l'étuve. Dans les localités, où il n'y a pas d'étuves, on fera la désinfection par le lavage ou la pulvérisation des murs avec une solution de sublimé, et par les fumigations sulfureuses pendant 24 heures, la chambre étant hermétiquement close, la literie préalablement ouverte, et les vêtements, meubles et autres objets étant maintenus dans la chambre. — En outre, la chambre ne devra jamais être habitée qu'après avoir subi une sérieuse ventilation pendant au moins 24 heures.

La contagiosité de la fièvre typhoïde persiste encore quinze jours après la guérison.

La Grippe. — La grippe ou influenza est épidémique et contagieuse ; elle était connue au XVI⁰ siècle. — Elle sévit à Paris depuis 1889, où venant d'Orient par la Russie, elle fit son apparition à la fin de novembre. — Elle frappe tous les âges, mais elle est surtout meurtrière pour les enfants, les vieillards et les débilités. — En 1887, elle tripla la mortalité. — La grippe est surtout redoutable dans les grandes agglomérations, comme les casernes, les grands magasins, les administrations. — Une première atteinte ne confère pas l'immunité, mais semble au contraire prédisposer à des récidives. — Les nourrissons n'échappent pas à la maladie, quoiqu'on en ait dit, et nous avons eu à donner nos soins à des enfants de moins d'un mois atteints de cette affection ; chez les jeunes enfants, on observe surtout de l'abattement, chez les plus grands du délire ou des convulsions.

Au point de vue des indications générales du traitement, il faut placer en première ligne l'hygiène et la prophylaxie : isolement du malade, éloignement des enfants, désinfection, aération. — Les personnes obligées de vivre au contact du malade, devront avoir des soins de propreté corporelle méticuleux, grands bains, savonnage, friction aromatique.

Le malade sera maintenu au lit tant que la température sera au-dessus de la normale, et fera usage des boissons sudorifiques et émollientes, de chlorhydrate de quinine, d'aconit et des antithermiques en général.

Il importe de surveiller les complications qui sont toujours plus graves que la maladie.

La convalescence entraîne une anémie rebelle dont le malade se relève difficilement.

Le Choléra. — Le choléra fit sa première apparition en Europe en 1817, et il a sévi en France de 1832 à 1884. — Cette maladie offre de grandes ressemblances avec la fièvre typhoïde, tant au point de vue des causes, et de ses modes de propagation qu'à celui de sa prophylaxie. — Le choléra frappe de préférence les individus vivant dans de mauvaises conditions d'hygiène ; les enfants débiles, soumis à des privations, mal vêtus et malpropres y sont plus spécialement exposés.

C'est une maladie infectieuse, contagieuse et épidémique, qui reconnaît pour cause un microbe particulier appelé la bacille virgule. — Ce bacille se

rencontre dans l'intestin et est rejeté par les vomissements et les selles, puis il se transmet par l'eau,
les vêtements, ainsi que les légumes ou les fruits
souillés par la terre où se rencontre le germe cholérique.

Un cholérique guéri reste encore contagieux pendant environ quinze jours.

Le traitement prophylactique est le suivant :

Tout cas de choléra doit être immédiatement dé-
claré à l'autorité publique, et le malade mis à l'isolement.

Les personnes qui approchent le cholérique devront avoir des soins de propreté corporelle excessivement minutieux et ne pénétrer auprès du malade
que revêtu d'une blouse en toile qui restera dans la
chambre du patient. — Il faudra s'abstenir de manger dans la chambre du malade et ne se servir que
d'eau bouillie et de légumes cuits ; le régime alimentaire sera très surveillé et tout trouble digestif sera
immédiatement traité, la moindre diarrhée pouvant
devenir le point de départ de l'affection. — La bouche, la figure et les mains seront l'objet d'un lavage
antiseptique répété aussi souvent que possible.

Les selles et les déjections du malade seront désinfectées au chlorure de chaux avant d'être jetées aux
latrines, qui seront elles-mêmes ténues très propres
et nettoyées avec la même substance.

D'autre part, en temps d'épidémie, il faut garder
un calme moral absolu, et ne pas faire abus de boissons alcooliques, le rhum en particulier, comme le

veut une croyance populaire, car tout écart de régime et tout excès devient une cause de débilitation qui prépare le terrain à la maladie.

Les enfants seront soigneusement tenus à l'écart des cholériques. et pour ne pas troubler leur tranquillité, on devra se garder de parler devant eux des dangers de la contagion.

La Diphtérie. — Cette maladie est caractérisée par la formation de fausses membranes dans la gorge (angine couenneuse) susceptibles d'obstruer le larynx (croup).

La diphtérie est une maladie contagieuse, infectieuse, épidémique, due à un microbe spécial découvert par Lœfler. — Ce microbe ne pénètre pas dans le sang, mais il y déverse un poison appelé *toxine*. — La mortalité par diphtérie depuis la découverte du sérum antidiphtérique s'est abaissée de 60 à 15 pour 100. — Le succès du traitement est d'autant plus assuré qu'il est appliqué plus près du début de la maladie.

Mais si guérir est bien, prévenir est mieux encore, et on devra s'attacher à éviter toutes les causes de propagation de cette terrible maladie, qui fait encore un grand nombre de victimes ; c'est pourquoi, chez les enfants, il faut toujours accorder une grande attention aux maux de gorge aussi légers qu'ils soient. — Les enfants de trois à douze ans sont les plus sensibles à la contagion ; les petites filles sont les plus souvent atteintes.

On ne saurait trop recommander aux parents d'apprendre de bonne heure à leurs enfants à moutrer la gorge.

La contagion de la diphtérie peut être directe ou indirecte. On dit qu'elle se fait par projection directe de fausses membranes de l'individu malade à l'individu sain. Elle est indirecte quand elle a lieu par des intermédiaires qui sont le plus souvent les fourchettes, les mains, des jouets, les vêtements, les tapis, les meubles ; nous connaissons un cas dans lequel la diphtérie fut contractée dans une voiture qui avait servi à transporter un enfant atteint de cette maladie.

Le microbe de la diphtérie est très résistant et il persiste pendant longtemps, c'est pourquoi le malade est encore contagieux, même après sa guérison, et cela pendant environ au moins trois semaines..

Le malade doit être soigneusement isolé, et il faut réduire au strict minimum le nombre des personnes qui l'entourent ; tous les autres enfants seront éloignés, même quand on ne fera que soupçonner la maladie, et avant qu'elle ne soit confirmée. La garde devra en entrant dans la chambre du diphtérique, se munir d'une blouse. Il faudra éviter d'embrasser le malade, de respirer son haleine. Les personnes qui devront faire les pansements, devront éviter d'avoir des écorchures aux mains ; dans ce cas, ces écorchures seront recouvertes de collodion.

Les déjections et les vomissements seront additionnés de sulfate de cuivre. Les cabinets et les éviers seront également désinfectés. Les fourchettes, cuillères, verres et assiettes servant à l'enfant seront bouillis dans de l'eau contenant trente grammes de carbonate de potasse par litre.

Avant de soumettre les linges et mouchoirs au blanchissage, nous conseillons de les faire tremper pendant une demi-heure dans une solution de 20 grammes d'eau phéniquée par litre, puis de les faire ensuite bouillir.

Le linge de peu de valeur, les livres, les jouets seront détruits par le feu.

Pendant la maladie, toutes les tentures seront enlevées; le sol et les murs seront essuyés avec un linge humide. Après la maladie, la chambre sera soigneusement désinfectée.

Après la guérison, le malade devra continuer à se servir d'un gargarisme antiseptique et ses déjections seront désinfectées. Enfin l'enfant ne sera rendu à la vie commune que quand plusieurs examens bactériologiques auront démontré qu'il n'existe plus de bacille de Lœfler dans la cavité buccale ou dans le mucus nasal.

Quand un cas de diphtérie se sera produit dans une école, celle-ci devra être désinfectée.

Les animaux domestiques étant susceptibles de transporter la maladie, ils devront être soigneusement éloignés de la chambre du malade.

La Rage. — La rage est une maladie virulente et inoculable; elle se transmet généralement par morsure; les animaux qui en sont le plus souvent atteints sont, par ordre de fréquence, le chien, le chat, le cheval, le bœuf, le mouton, le loup. La période d'incubation est en général de 40 jours.

Tout individu mordu par un chien enragé, doit être soumis à l'inoculation antirabique par la méthode de Pasteur; grâce à cette méthode, la mortalité par rage qui était de 15 0/0 est tombée à 0,48 0/0, soit 34 fois moins; il faut 200 mordus pour qu'il y ait une victime.

En dehors de ce traitement, ou en attendant son application, il existe une foule de petites précautions à prendre que le conseil d'hygiène de la Seine a rédigé en 1881 et que nous nous empressons de reproduire ici :

« Lorsqu'une personne aura été mordu par un animal enragé ou suspect de rage, on devra *faire saigner la plaie, la laver et la cautériser.*

I. — Il faut *immédiatement,* par des pressions suffisantes, *faire saigner* les morsures les plus profondes comme les plus légères, et les *laver* à grande eau, avec un jet d'eau, si cela est possible, ou tout autre liquide (de l'urine même) jusqu'au moment de la cautérisation. On placera immédiatement, toutes les fois que la situation de la morsure le permet, une ligature *au-dessus* de la plaie, au moyen du premier objet venu, un mouchoir bien serré, afin d'entraver l'absorption du virus.

II. — La *cautérisation* peut être faite avec du caustique de Vienne, du beurre d'Antimoine, du chlorure de zinc, et surtout avec le *fer rouge* qui est le meilleur des caustiques. Tout morceau de fer (bout de tringle, fer à plisser, clé, clou, etc.), *chauffé au rouge* peut servir à pratiquer ces cautérisations qui devront *atteindre toutes les parties de la plaie.*

III. — Le succès de la cautérisation dépendant de la rapidité avec laquelle elle est faite, chacun est apte à la pratiquer avant l'arrivée du médecin.

IV. — Les cautérisations avec l'ammoniaque (alcali volatil) et avec les différents alcools *sont complètement* insuffisantes. »

La Coqueluche. — C'est une maladie que l'on rencontre surtout dans l'enfance, elle est contagieuse et épidémique. La contagion se fait par l'air et les crachats. A cet égard nous ne saurions trop insister sur ce fait que le maximum du danger de propagation de la coqueluche se trouve réalisé dans les jardins publics, où les enfants atteints de coqueluche sont promenés, et où aussi ils crachent dans la sable après leur quinte. L'entrée du jardin public doit être interdite aux enfants coquelucheux; nous avons vu cette mesure appliquée dans plusieurs villes, à Orléans en particulier; on ne saurait trop louer la municipalité d'avoir pris une telle initiative dont la mesure importante ne peut échapper à personne. Dans les dispensaires d'enfants, les petits coquelucheux doivent être éloignés; à notre dispensaire, l'entrée de la salle d'attente leur est rigoureusement interdite.

Les jouets peuvent transmettre la contagion, surtout ceux que les enfants se repassent de bouche en bouche et qui, d'une manière générale, doivent être prohibés.

La coqueluche est contagieuse pendant toute sa durée et même quinze jours après la cessation de quintes.

Un vieil usage veut que l'on fasse changer de résidence les enfants atteints de coqueluche, cette mesure est absolument inutile pour le malade et dangereuse pour les autres enfants qu'elle expose ainsi à la contagion.

Le coquelucheux devra être tenu à l'écart des autres enfants. Une première atteinte confère l'immunité, cependant cette règle n'est pas générale et comporte des exceptions.

La Pneumonie infectieuse. — Cette maladie est très contagieuse, cependant comme elle est relativement assez rare dans l'enfance, nous ne ferons que la signaler ici. Le microbe siège dans la gorge et est rejeté avec les crachats et les mucosités nasales.

La contagiosité persiste un mois après la guérison.

Le malade atteint de pneumonie infectieuse sera soigneusement isolé et fera usage du crachoir antiseptique; la chambre sera fréquemment aérée; la cavité buccale sera nettoyée avec une solution phéniquée. Les objets de toilette, les linges, la literie seront passés à l'étuve, et l'appartement désinfecté au sublimé.

Les enfants seront soigneusement tenus à l'écart de tout malade atteint de pneumonie infectieuse.

La Psittachose. — A côté de la pneumonie infectieuse, il nous faut placer la psittachose ou maladie des perruches infectieuses. La psittachose ressemble comme forme de maladie soit à la pneumonie infectieuse, soit à la fièvre typhoïde ; elle est aussi grave que ces maladies et se transmet du perroquet à l'homme. Il faut donc être très prudent quand on veut mettre ces animaux dans un appartement où il y a des enfants. Le microbe spécial de cette maladie est expulsé par les selles de l'animal, qui se dessèchent et sont transportées par l'air à l'état de poussières.

La virulence du microbe persiste après la mort de l'animal, pendant un temps assez long.

Pour éviter cette maladie, on devra se conformer aux règles suivantes :

Ne jamais avoir de perroquets ou perruches dans les chambres à coucher, ou dans les appartements d'enfants. Si ces animaux avaient la diarrhée, le plumage hérissé, et restaient inertes sans manger, il faudrait de suite les éloigner, et prendre à l'égard de leur cage, de grandes précautions d'antiseptie, et surtout ne pas laisser les excréments se dessécher. Ne pas nourrir les animaux de bouche à bec.

En cas de mort de l'animal, brûler le cors, la cage et le perchoir.

Les Oreillons. — Cette affection relativement bénigne chez les jeunes enfants, peut revêtir une certaine gravité, par ses complications, chez les adolescents. C'est une maladie contagieuse et épidémique, qui est plus fréquente pendant la saison froide. Elle se transmet par l'air, et les crachats.

Un enfant atteint d'oreillons doit être considéré comme contagieux pendant 20 jours, et pendant ce temps il ne faudra pas lui permettre de réintégrer l'école; quand un enfant vient à être contagionné, la maladie commence par une période d'incubation qui dure environ 8 jours, après lesquels apparaissent les premiers symptômes de la maladie.

La plus grave complication est la méningite, l'observateur doit avoir l'attention tournée de ce côté; il faut aussi se rappeler que les oreillons peuvent avoir un retentissement sur les glandes mammaires, et sur les ovaires chez les fillettes ou les testicules chez les garçons.

La prudence conseille l'isolement, l'antiseptie, la désinfection.

L'Érysipèle. — L'érysipèle est contagieux, mais ne se déclare qu'au niveau d'une plaie, d'une écorchure, d'une coupure, ou même une simple érosion de la peau ou des muqueuses. L'érysipèle est surtout fréquent à la face; il est contagieux pendant 15 jours encore après la guérison.

Les enfants qui se font si facilement les écorchures les plus multiples, seront surveillés et tenus dans un grand état de propreté ; la moindre petite plaie sera désinfectée et lavée avec une solution phéniquée, puis entourée de gaze salolée.

On ne devra jamais permettre à un individu suspect d'érysipèle, d'embrasser un enfant.

L'usage journalier du savonnage de la figure des enfants à l'eau boriquée, matin et soir, est une excellente mesure de précaution ; on peut encore employer une solution d'acide thymique au millième.

Ne pas oublier que l'érysipèle de la face chez l'enfant, prédispose au délire et aux accidents cérébraux.

Quand un cas vient à se produire dans une maison, les enfants seront isolés ; on fera bien de leur suspendre tout travail cérébral et de le remplacer par les promenades au grand air. La déclaration de cette maladie est obligatoire et la désinfection nécessaire.

Le Tétanos. — Comme l'érysipèle, le tétanos se transmet à la faveur d'une plaie. Le microbe particulier du tétanos découvert par Nicolaier, se rencontre dans la terre, les poussières, le fumier de cheval. C'est une affection excessivement grave, son traitement relève du médecin seul ; on pratique maintenant les injections de sérum antitétanique ; mais il ne faut pas négliger l'antiseptie de la plaie.

Nous ne faisons mention ici de cette maladie que pour rappeler ce que nous avons dit si souvent du danger qui résulte du jeu des enfants avec la terre et le sable des jardins publics ; à la ville, ce sable est souillé par les crachats et les déjections et contient

à peù près les germes de toutes les maladies contagieuses pour l'enfant ; à la campagne, la terre souillée
par les animaux et le crottin de cheval contient le
germe du tétanos.

Dans le même ordre d'idées, nous devons encore
citer :

La Méningite cérébro-spinale. — Cette maladie contagieuse frappe les enfants et les adolescents ; elle est
très grave et sa convalescence est fort longue. On a
signalé de véritables épidémies dans les jardins
publics, et nous donnons nos soins en ce moment
à deux fillettes, les deux sœurs, qui ont contracté
cette maladie dans le square des Batignolles, où il y
en avait eu d'autres cas. La convalescence s'accom-
pagne de paralysie, et la maladie reste encore contagieuse pendant 15 jours après la guérison. Les
enfants atteints ou convalescents de fièvres éruptives
sont les plus exposés à contracter la méningite cérébro-spinale.

La prophylaxie consiste à fuir les agglomérations
d'enfants, les jardins publics, où se promènent les
petits convalescents et les malades, et à interdire
aux enfants, les jeux qui se font dans la poussière,
ainsi que ceux qui consistent à remuer le sable et la
terre. Ces précautions sont un des principes fonda-
mentaux de la plus élémentaire prudence.

III

LES MALADIES HÉRÉDITAIRES

La Tuberculose. — Nous voulons, de suite, prévoir ici une objection qui nous sera sûrement faite, c'est que la tuberculose n'est pas fatalement héréditaire ; certes, et nous l'avons écrit et répété nous-même, mais notre réponse est fort simple : nous considérons que le rôle du terrain prime celui de la graine, et les enfants nés de parents tuberculeux sont de simples candidats à la tuberculose ; ce sont des prédisposés qui subissent la contagion précoce ou tardive, suivant les milieux où ils se trouvent. La mère transmet à l'enfant la tuberculose en expectative, en possibilité et non en nature. Suivant une formule que nous avons émise, il y a plusieurs années, nous dirons que l'hérédo-prédisposition est la règle, et l'hérédo-contagion l'exception.

Cette opinion est très consolante, puisqu'elle permet de ne plus considérer comme une fatalité une maladie contre laquelle on peut si efficacement lutter, grâce à l'hygiène diéthétique (1), dont l'application

(1) La suralimentation par la *salvatose* donne d'excellents résultats.

donne de si merveilleux résultats et nous permet de dire que la tuberculose, si elle est la plus contagieuse des maladies transmissibles ou héréditaires, elle est aussi la plus *curable*, surtout quand il s'agit de l'enfant (1).

Nous empruntons les documents de ce chapitre aux résumés de conférences que nous avons faites sur ce sujet à la mairie du VIe arrondissement, au nom de la ligue contre la tuberculose, conférences publiées par les soins de M. le Dr Armaingaud, Président de la ligue.

(Nous ne nous occupons ici que de ce qui concerne l'enfant).

Si les crachats des phtisiques, ainsi que les excrétions alvines, sont l'origine la plus commune des tuberculoses acquises, ils n'en sont pas la seule.

Le parasite de la maladie peut se rencontrer dans le lait, la viande et le sang des animaux malades qui servent à l'alimentation de l'homme (bœuf, vache surtout, lapins, volailles).

Le lait, dont la provenance est le plus généralement inconnue, doit attirer spécialement l'attention des mères et des nourrices, en raison de l'aptitude des jeunes enfants à contracter la tuberculose. (Il meurt annuellement à Paris plus de 2.000 tuberculeux âgés de moins de deux ans).

La mère tuberculeuse ne doit pas nourrir son

(1) La solution *Pautauberge* au chlorhydro-phosphate de chaux créosoté est d'un emploi classique chez le jeune candidat à la tuberculose.

enfant ; elle doit le confier à une autre nourrice bien portante, vivant à la campagne, dans une maison non habitée par des phtisiques, où, avec de meilleures conditions hygiéniques, les risques de contagion tuberculeuse, sont beaucoup moindre que dans les villes.

L'allaitement au sein étant impossible, si on le remplace par l'allaitement au lait de vache, celui-ci doit toujours être bouilli, ou mieux *stérilisé*.

L'usage d'aller boire du sang dans les abattoirs est dangereux, il est du reste sans efficacité.

Tous les individus n'ont pas, au même degré, l'aptitude à contracter la tuberculose ; il y a des sujets particulièrement prédisposés et qui doivent redoubler de précautions pour éviter les circonstances favorables à la contamination signalée plus haut. Ce sont :

Les personnes nées de parents tuberculeux ou appartenant à des familles qui comptent plusieurs membres frappés par la tuberculose.

Sont aussi prédisposés à la tuberculose, les individus atteints ou en convalescence de rougeole, de coqueluche, de variole, et surtout les diabétiques.

On ne sait pas assez, en dehors des médecins, qu'une grande partie des cas de tuberculose pulmonaire qui éclatent dans l'adolescence et dans l'âge mûr, ont leur source première dans les maladies chroniques et faiblesses de constitution non guéries dans l'enfance. Guérir ces maladies chez l'enfant, c'est avoir de grandes chances de le prémunir contre la tuberculose pour le reste de sa vie, en tarissant sinon son unique source, du moins la principale. Or, le traitement marin, c'est-à-dire le séjour prolongé sur le bord de la mer, aidé ou non de la balnéation, selon les cas, guérit ces débilités de l'enfance. Et, recevant des êtres chétifs, malingres, destinés, les uns à mourir prématurément, le plus grand nombre à rester toute leur vie souffreteux, physiquement disgraciés ou contrefaits, souvent impotents, la mer rend à leur famille et à leur pays, des sujets valides, capables de travailler, de gagner leur existence, de soutenir une famille et de servir leur patrie. Elle a ainsi transformé une charge en un élément de richesse, des non-valeurs en une force. *Ce résultat, elle l'atteint dans 80 à 95 cas sur 100, suivant la gravité du mal et la durée du séjour.* Aussi l'unanimité est-elle complète sur ce point, parmi les médecins.

Comme l'a dit M. P. Reclus : « Sur ce point, tout le monde est d'accord, le rachitisme, la scrofule (à plus forte raison le simple lymphatisme et la faiblesse de constitution) surtout pendant l'enfance et l'adolescence, guérissent au bord de la mer. Il ne s'agit plus là d'un sujet en litige, mais d'une sorte de dogme au-dessus des contradictions, justifié par une expérience constante et prolongée ».

Les progrès de la science ont modifié l'idée qu'on doit se faire de l'*influence héréditaire*, en ce qui concerne la tuberculose. Ce point est d'un grand intérêt. Il ne faudrait pas croire, en effet, que les enfants

de parents tuberculeux, même tuberculeux pulmonaires, apportent en naissant le germe de la tuberculose. Ce que les parents tuberculeux transmettent à
leurs enfants, ce n'est pas le microbe, c'est-à-dire la
maladie elle-même, mais une constitution, un terrain
particulièrement apte à servir de bouillon de culture
à ce microbe, s'il vient à être absorbé par eux. Or, ce
microbe, les parents tuberculeux le répandent malheureusement autour d'eux par leur expectoration,
s'ils ne prennent pas de minutieuses précautions ; et
de plus, en les caressant, ils peuvent très facilement
le leur communiquer de bouche à bouche ou par le
contact de leurs doigts. L'enfant se trouve donc ainsi
placé dans les conditions les plus favorables pour être
envahi par le germe tuberculeux, pour le cultiver et
pour le transmettre de la même manière à ses frères,
qui meurent alors comme lui, *non par hérédité tuberculeuse, mais par contagion.*

Remarquez, ici, combien cette nouvelle notion de
l'hérédité due à de récents progrès est plus rassu-
rante et plus consolante que l'ancienne, et fortifie le
pouvoir de la médecine. Sachant que l'enfant du
phtisique apporte en naissant un *terrain non pas tuberculeux, mais tuberculisable,* nous nous efforçons de
refaire, de retourner ce terrain, de le reconstituer
par une hygiène et une éducation physique appro-
priées. Et nous devons, par conséquent, dès qu'il y
aura possibilité de le faire, *éloigner cet enfant* de la
famille tuberculisée, pour le transporter dans un
milieu salubre, ce qui nous permettra de remplir à

la fois les deux indications préventives : *modifier le terrain* et *écarter la contagion*. Voilà pourquoi ce ne sont pas seulement les enfants lymphatiques, anémiques, scrofuleux ou rachitiques, et d'une manière générale les enfants atteints de faiblesse de constitution qu'il faudra envoyer au grand air pour y séjourner des mois et quelquefois une année ou deux ; ce sont aussi les enfants de *parents tuberculeux*, quel que soit l'état de santé actuel de ces enfants, surtout dans les grandes villes où les conditions des logements rendent presque absolument impossible de soustraire ces enfants aux occasions incessantes de contagion sans les éloigner du milieu familial.

Nous pensons utile de placer ici une liste sommaire des principaux établissements destinés à l'enfant.

Ces *Œuvres ou Institutions* se classent en deux catégories bien différentes :

1° Celles qui ont pour objet la *guérison* de la *scrofule* et des *tuberculoses locales*, et la *prévention de la tuberculose pulmonaire* ou phtisie ;

2° Celles qui visent la *guérison* de la *phtisie pulmonaire*.

PREMIÈRE CATÉGORIE

A. — HOPITAUX ET SANATORIUMS MARINS

1° Hôpital marin de Berck-sur-Mer (Pas-de-Calais)

Fondé en 1861, par l'assistance publique de Paris. Petit hôpital en bois, 100 lits ; grand hôpital, 600 lits. Reçoit les enfants scrofuleux et rachitiques des hôpitaux de Paris.

Les établissements Cornu, fondés à la même époque, reçoivent les enfants *assistés* du département de la Seine.

L'hôpital Cazin-Perrochaud, fondé à Berck en 1893 par le docteur Callot et par les sœurs de Saint-François, reçoit des enfants pauvres de Paris et de plusieurs départements du Nord et du Nord-Ouest de la France.

2° Sanatorium d'Arcachon (Gironde)
(mer et forêt de pins)

fondé en 1887 par le Dr Armaingaud, ouvert le 1er août 1887 dans le local provisoire, et le 15 juillet 1888 dans les constructions définitives ; 110 lits (décembre 1895), aura 200 lits à la fin de 1896.

Reçoit, à toute époque de l'année, les enfants de 2 à 14 ans atteints de scrofule, de lymphatisme, de rachitisme, de débilité constitutionnelle, d'anémie, et les enfants prédisposés à la tuberculose pulmonaire par l'hérédité, mais non encore atteints.

Ces enfants sont entretenus, soit par les municipalités, soit par les départements (enfants assistés), soit par les bienfaiteurs, soit par leur propre famille, soit par l'œuvre particulière du Dr Armaingaud.

3° Hôpital marin de Pen-Bron (au Croisic)

fondé par M. Pallu, ouvert le 8 septembre 1887, 300 lits.

Reçoit, toute l'année, les enfants de 4 à 14 ans, atteints des maladies sus-mentionnées.

4° Sanatorium de Banyuls-sur-Mer (Pyrénées orientales)

fondé en 1887 sur l'initiative du Dr Armaingaud par le Conseil général de ce département; ouvert le 7 octobre 1888.

La propriété de cet établissement, d'abord départemental, a été transmise à l'*Œuvre nationale des Hôpitaux marins*. Nombre des lits : 200. Reçoit les enfants de 2 à 14 ans, appartenant aux catégories sus-indiquées.

5° Sanatorium Renée-Sabran, presqu'île de Giens,
à Hyères (Var)

fondé en 1890 et largement doté de tous les services par la générosité de M. Sabran. Nombre des lits : 100 (en 1895) ; en aura plus tard 300.

Reçoit des enfants de l'Assistance publique de Lyon.

6° Œuvre nationale des hôpitaux marins]

L'Œuvre nationale des hôpitaux marins, fondée le 15 novembre 1887, a pour but d'assurer ou de seconder la création ou le fonctionnement sur les côtes de France, d'établissements destinés au traitement des enfants scrofuleux des deux sexes. Elle a déjà contribué à la création de l'hôpital marin de Pen-Bron, et à l'organisation de celui de Banyuls-sur-Mer, qui lui a été cédé en toute propriété, sous la condition d'entretenir chaque année 20 enfants pauvres des Pyrénées-Orientales.

Cette œuvre a encore fondé le sanatorium de Saint-Trojan (Ile d'Oléron.

A ces œuvres, il nous faut ajouter quelques établissements à destination spéciale.

Tels sont : la Villa maritime de Cette, fondée il y a plus de 50 ans, par Mlle Coraly Hinsch, ouvert en été seulement; l'Hôpital marin de Cap-Breton (Landes), qui appartient au département des Landes et se suffit à lui-même, grâce à une rente annuelle très importante de Mme Desjobert (25 garçons, 25 filles pauvres du département des Landes); l'Hôpital marin Rothschild à Berck-sur-Mer, exclusivement destiné à la guérison des enfants israélites ; l'Hôpital marin de Cannes (fondation Jean Dolfus), qui n'est ouvert qu'une partie de l'année et ne reçoit que des enfants du culte protestant (par souscription des Comités de dames protestantes) ; le sanatorium de Fouras, près de Rochefort-sur-Mer, fondé par le Dr Ardouin, qui, pendant la saison chaude, rend aussi de grands services à la population enfantine de la région ; l'établissement où pendant le trimestre d'été la Maison de santé protestante de Bordeaux envoie en villégiature à *Moulleau-Arcachon*, un certain nombre de petits protégés, appartenant exclusivement au culte réformé, œuvre excellente aussi, mais que l'on confond quelquefois avec le SANATORIUM D'ARCACHON (à Moulleau-Arcachon également) qui est ouvert toute l'année, et reçoit des enfants de tous les points de la France, sans distinction de religion ; enfin le sanatorium thermal de Dax, fondé par les

Drs Paul Delmas et Larauza, qui reçoit, pendant quelques mois. des enfants qui lui sont adressés par certaines administrations hospitalières.

DEUXIÈME CATÉGORIE
ENFANTS PHTISIQUES (1)

A. — Œuvre des enfants tuberculeux de la classe pauvre
(Admission et traitement entièrement gratuits)

Cette œuvre fondée en 1888 ; (Hôpital ouvert le 25 novembre 1888), comprend deux établissements : *l'hôpital d'Ormesson* (Seine-et-Oise), pour les garçonsde *3 à 12 ans*, atteints de tuberculose pulmonaire curable.

L'hôpital de Villiers-sur-Marne, pour les garçons de *12 à 16 ans*, atteints de la même maladie.

De plus, un important service de dispensaire assure à Paris le traitement externe et choisit les malades à envoyer aux hôpitaux. Le dispensaire, dont les consultations ont lieu trois fois par semaines, est divisé en deux services, l'un pour les garçons (Dr Derecq), l'autre pour les filles (Dr Georges Petit). Le dispensaire traite en moyenne 2.000 malades par année.

B. — Œuvre des jeunes filles poitrinaires

Hôpital Sainte-Marie de Villepinte (Seine-et-Oise), construit en 1580.

C'est le premier hôpital de phtisiques construit en France (100 lits).

(1) Lire *Comment on défend ses poumons*, par le Dr Henry Labonne, licencié ès-sciences.

La Scrofule. — On désigne sous le nom de scrofule, un mauvais état de l'organisme, qui est caractérisé par des inflammations chronique, dont les plus fréquentes frappent les ganglions lymphatiques, la peau, la muqueuse, les os, etc... L'hérédité a une grande influence sur le développement de cette affec tion ; les enfants d'alcooliques, et des consanguins sont scrofuleux. — L'âge avancé des parents développe la scrofule. — A ces causes générales, il faut ajouter le sévrage prématuré, la mauvaise hygiène, l'alimentation mal dirigée, le manque d'air, le surmenage physique et intellectuel, etc.

Nous avons dit plus haut les avantages du traitement marin et de l'aérothérapie pour les enfants débiles, lymphatiques, anémiques. rachitiques, scrofuleux et prédisposés à la tuberculose. — Malheureusement pour des questions qu'il ne nous appartient pas de discuter ici, il n'est pas toujours possible à des parents, de réaliser un traitement, et il faut alors soumettre ces enfants au traitement sur place ; pour cela on a recours à une hygiène spéciale, basée sur une alimentation rationnelle, avec diminution du travail et augmentation des exercices physiques, avec massage et gymnastique respiratoire.

A ces notions, principales on ajoute l'emploi de quelques médicaments dont les plus usités sont l'huile de foie de morue ou ses succédanés (1), dont l'emploi ne peut être laissé qu'aux soins du médecin. — Le

Le *Glycomorrhuum Faudon* est un de ceux auxquels nous donnons la préférence.

phosphate de chaux, la phosphatine et les hypo-
phosphites donnent de bons résultats.

Nous devons ajouter que personnellement, nous
employons l'iodure d'arsenic, qui est un médicament héroïque et merveilleux dans la scrofule ; nous
l'avons expérimenté sur des centaines de cas dans
notre service et il ne nous a jamais trompé ; nous ne
pouvons faire que citer ce médicament ici, car il est
d'un maniement difficile et son emploi dans des mains
inexpérimentées deviendrait un danger.

Le Nervosisme. — Les états nerveux des parents
se transmettent aux enfants, qui sont alors des hé-
rédo-nerveux ; — quand cet état est manifeste, il entraîne certains stigmates dont le plus visible est l'a-
symétrie faciale.

« Les attaques de nerfs, l'hystérie, le nervosisme,
la danse de Saint-Guy ou chorée, l'épilepsie, les tics
ne se propagent pas par l'introduction dans notre
organisme, d'un principe morbigène ; mais ils peuvent éclater chez des personnes prédisposées, soit
par imitations inconscientes, à la suite de la vue de
ces maladies, soit par imitation volontaire, après divers essais pour répéter et reproduire les accès dont
on a été témoin. » (Dubousquet et Monin). — Les
enfants sont surtout exposés à cette sorte de contagion visuelle ou transmission nerveuse.

C'est pourquoi on devra éviter aux enfants les
spectacles impressionnants ; nous avons vu une
jeune fille avoir une crise d'hystérie en regardant

tomber une épileptique. — Nous avons connu une fillette qui est devenue hystérique au contact d'une domestique atteinte de cette maladie. — Dans le même ordre d'idées je condamne ces jouets mécaniques qui consistent à faire grimacer un personnage quelconque que l'enfant cherchera à imiter

Le traitement est basé sur l'hydrothérapie qui donne toujours de bons résultats quand elle est bien dirigée et sur l'emploi des calmants, comme les bromures.

IV

HYGIÈNE SCOLAIRE

M. Gautrelet a, dans une fort remarquable publication, fixé les règles générales de l'hygiène scolaire de l'enfant. et nous nous faisons un devoir de reproduire ici ses conclusions :

Au point de vue hygiénique : c'est-à-dire dans le but d'éviter soit les troubles de la vue que la généralisation de l'instruction tend à vulgariser dans les nouvelles générations scolaires, soit les déviations de la colonne vertébrale si fréquentes chez les jeunes écoliers, soit les troubles pulmonaires et cardiaques qui sont l'apanage de nombre de jeunes « potaches » ;

Comme aussi *au point de vue des résultats esthétiques* susceptibles d'être obtenus dans l'écriture ;

Les conditions matérielles suivantes doivent donc être réalisées chez l'enfant pendant son application à l'écriture :

La tenue du porte-plume doit se faire exclusivement entre la pulpe du pouce opposée aux pulpes des doigts « indicateur » et « majeur » ;

On ne doit tolérer à aucun prix chez l'enfant l'apposition des coudes sur la table ;

La station assise doit être complète, c'est-à-dire « bi-fessière » ;

Les jambes de l'enfant doivent toujours être parallèles, jamais croisées ;

Le torse de l'enfant doit être droit ;

La poitrine de l'enfant ne doit jamais être appuyée sur la table ni sur le pupitre ;

L'inclinaison du pupitre doit être d'environ 14 à 16° (différence entre deux arrêtes) ;

La largeur du pupitre doit toujours être proportionnelle à la taille des enfants ;

La hauteur du bord du pupitre doit être également constamment proportionnelle à la taille des enfants ;

L'appuie-pied ne doit jamais relever les jambes des enfants.

Le siège du bureau où écrivent les enfants doit toujours être assez haut pour que les jambes ne soient pas relevées ;

La largeur et la longueur du siège doivent être régulièrement proportionnées à la taille des enfants ;

L'éclairage d'ensemble doit être suffisant ;

L'éclairage doit être unique :

L'éclairage droit doit être la règle et non l'exception, comme cela se pratique habituellement.

V

LE TABAC

Sous ce titre, nous n'avons pas d'autre but que
d'exposer en quelques lignes, les dangers que l'abus
du tabac, ainsi que son usage prématuré font courir
aux jeunes gens.

L'influence du tabac se manifeste de façon évi-
dente sur l'hérédité ; comme l'a démontré le docteur
Pidduce les enfants nés de parents grands fumeurs,
sont faibles de constitution. L'usage abusif ou prématuré du tabac chez les enfants entraîne des troubles divers, qui ont pour résultat un arrêt de croissance et une anémie particulière qui a été très bien
étudiée par le docteur Dupouy.

Dans une école de Chicago, sur 80 écoliers qui
fumaient de 2 à 20 cigarettes par jour, 6 seulement
pouvaient travailler de manière suffisante, tous les
autres se déclarèrent atteints de vertiges, d'engour-
dissement, et de tremblement. M. Bertherand a
rapporté des cas d'épistaxis survenant chez des
enfants qui faisaient usage de tabac.

Le tabac a une influence néfaste sur les jeunes

gens et les enfants au point de vue physique et intellectuel. Il résulte des statistiques, et en particulier des travaux du Dr Decaisne, que les premiers lauréats des concours et des examens sont toujours des sujets non fumeurs ; ces statistiques portent sur les grandes écoles Polytechnique, Centrale, St-Cyr, l'école de Médecine, etc... Il y a à cela plusieurs raisons dont la plus importante est l'action directe du tabac sur le système nerveux qu'il engourdit et dont il paralyse les moyens d'action et en particulier la mémoire.

L'influence nocive du tabac peut se porter même sur l'enfant à la mamelle, qui vit dans un athmosphère de fumée.

L'action dépressive du tabac sur le système nerveux est d'autant plus marquée que le sujet est plus jeune ; la nicotine est un poison cérébro-spinal qui concentre son action sur les centres nerveux. Le tabac entraîne aussi des troubles de l'appareil digestif et de la circulation.

Il importe donc de prémunir l'enfant contre une habitude *toujours nuisible.* C'est là une question d'hygiène dont l'importance n'échappera à personne.

Il existe des lois pour protéger les enfants mineurs employés dans l'industrie, pour réglementer leurs heures de travail, pour leur interdire l'entrée du cabaret, pourquoi n'étendrait-on pas cette protection légale aux enfants qui, mal conseillés ou par simple besoin d'imitation, se livrent inconsciemment à l'usage prématuré du tabac? Or, si l'alcool dont nous nous déclarons l'ennemi, est un danger, il ne faut pas oublier que le tabac est par lui-même tout aussi dangereux et que son usage conduit à celui des boissons alcooliques.

Des lois ou règlements, ayant pour objet l'interdiction de l'usage du tabac aux enfants, existent dans plusieurs pays (l'état de New-York et celui de Ohio, notamment). En France, l'année dernière, un projet de loi, ayant pour but d'interdire l'usage du tabac aux enfants âgés de moins de 16 ans, a été déposé à la Chambre des députés par M. Devins. Nous revendiquons hautement l'honneur d'avoir été le collaborateur de M. Decroix, instigateur de ce projet de loi. En Belgique, M. Masoin a pris l'initiative d'une loi semblable.

Pour conclure, nous dirons qu'il faut interdire l'usage du tabac aux jeunes gens et à plus forte raison aux enfants, et que ceux-ci ne devront jamais séjourner dans un air saturé de fumée de tabac, car l'imprégnation par le tabac détermine une série de troubles qui sont, le plus souvent l'agitation et l'insomnie chez les nerveux, la perte de l'appétit et les défaillances chez les anémiques, les congestions chez les sanguins.

TABLE DES MATIÈRES

Châteauroux. — Imp. P. Langlois et Cie

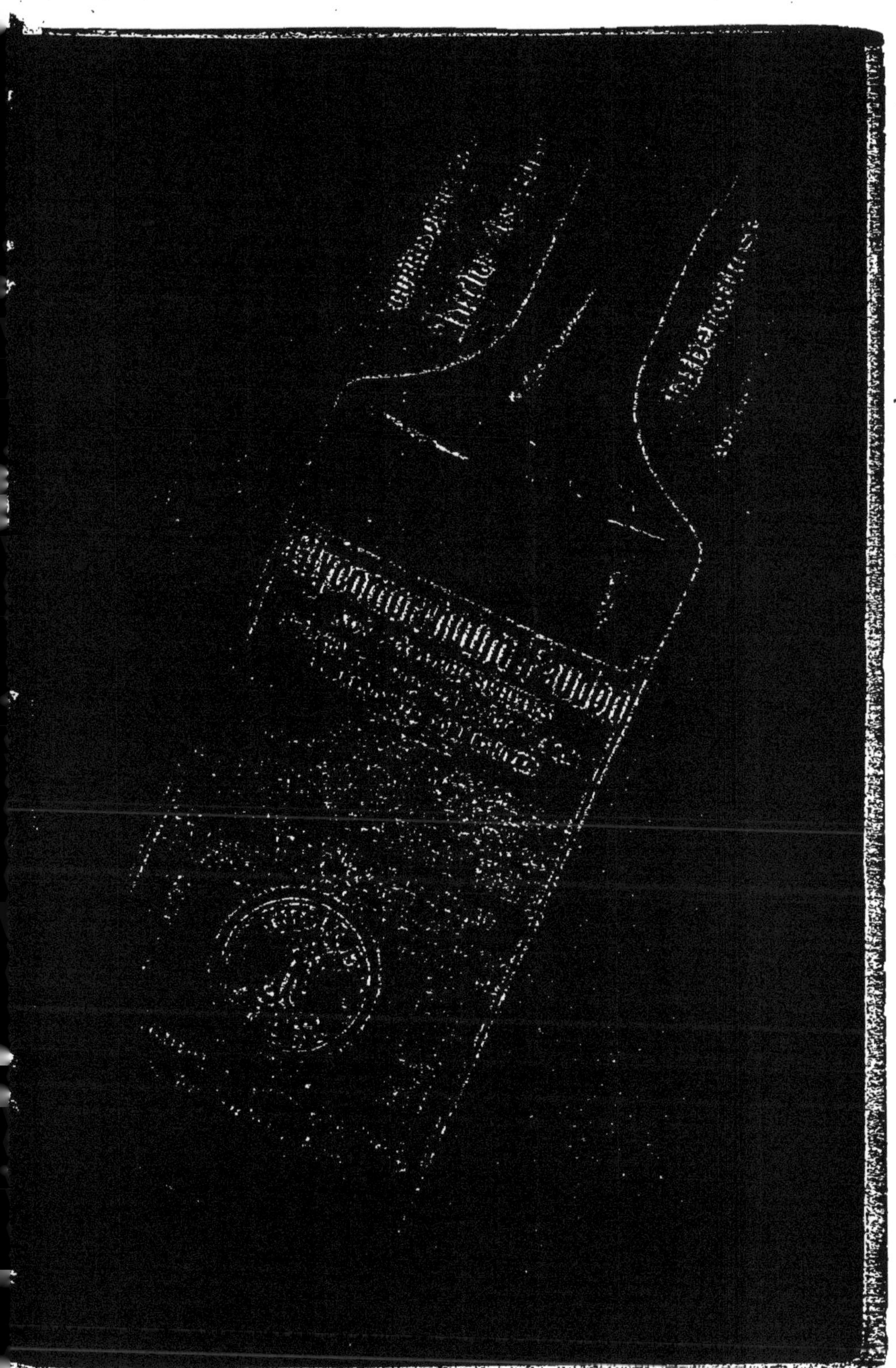

TOLU LE BEUF

Émulsion concentrée et titrée

Ce produit renfermant tous les principes du baume de Tolu, y compris la matière résineuse, la partie la plus active (BOUCHARDAT), est plus efficace que le **Sirop de Tolu.**

Il possède, sur les préparations du goudron, l'avantage, très apprécié des femmes et des enfants, d'une saveur fort agréable.

Doses : Une cuillerée à café dans de l'eau, une tisane ou du lait sucrés. Le flacon **2 fr. 50**.

Dans les Pharmacies. — Se défier des imitations